Langlebert

L'ETHER

SES APPLICATIONS

ET SES EFFETS SUR L'HOMME,

INSENSIBILITÉ A LA DOULEUR

DANS LES OPÉRATIONS CHIRURGICALES

QUELQUES MOTS

SUR LE MAGNÉTISME

PAR

EDMOND LANGLEBERT

Docteur en médecine de la faculté de Paris.

SOMMAIRE.

L'année 1846. — Origine américaine de la découverte. — Lettre du docteur américain John Ware. — Effets de l'éthérisation sur l'homme sain. — Expériences de M. Gerdy. — L'ivresse éthérée et l'ivresse alcoolique. — Leurs différentes phases. — Rapidité d'action et suites de la première. — Ses dangers. — Experiences sur des chiens. — Opérations diverses faites sans douleur. — Résistance des ivrognes à l'éthérisation. — Appareil Charrière. — Figure et description. — Emploi de l'éther en médecine. — Réponse à ses détracteurs.

Prix : 30 centimes.

Deuxième édition.

PARIS,

CHEZ ALFRED BOUCHARD, LIBRAIRE-ÉDITEUR,

1, RUE RACINE.

1847

L'ÉTHER

SES APPLICATIONS

ET SES EFFETS SUR L'HOMME

INSENSIBILITÉ A LA DOULEUR

DANS LES OPÉRATIONS CHIRURGICALES

QUELQUES MOTS

SUR LE MAGNÉTISME

PAR

EDMOND LANGLEBERT
Docteur en médecine de la faculté de Paris.

Deuxième édition.

PARIS,
CHEZ ALFRED BOUCHARD, LIBRAIRE-ÉDITEUR,
1, RUE RACINE.
1847

Imp. de E. Bautruche, rue de la Harpe, 90.

L'ÉTHER.

SON APPLICATION ET SES EFFETS SUR L'HOMME.

L'année 1846 apparaîtra dans l'histoire de l'humanité, comme une des plus fécondes en découvertes qui élèvent et honorent l'esprit humain. Tandis que, pénétrant jusque dans les profondeurs inconnues de l'espace, l'analyse mathématique apercevait un monde dont elle indiquait aux astronomes étonnés le volume, la masse, la distance, la position précises; tandis que la chimie donnait à l'homme un nouvel et terrible agent de défense et d'attaque, la médecine trouvait au-delà des mers, sur le continent américain, un moyen de rendre l'homme insensible à la douleur au milieu des opérations chirurgicales les plus graves !

Si la découverte d'un astre jusqu'alors ignoré dans les espaces du firmament excita si vivement l'émotion publique ; si la conquête d'un nouveau mode de destruction préoccupa si ardemment les esprits, de quel intérêt doit être pour l'humanité la possession d'une méthode qui peut la préserver de toutes les tortures qui accompagnent les redoutables manœuvres de la chirurgie ?

Eh bien ! cette méthode, ou mieux, cet immense bienfait de la médecine, nous est maintenant acquis, et trouve sa réalisation presque toujours certaine dans le procédé le plus simple qu'on puisse concevoir, l'INSPIRATION DE LA VAPEUR D'ÉTHER.

Cette grande découverte a été faite à BOSTON, la patrie de Franklin.

Leurs auteurs sont les docteurs JACKSON et MORTON.

La première nouvelle a été donnée en Europe par la *Revue médicale* anglaise et étrangère, qui publia dans les premiers jours de janvier la lettre suivante, adressée à M. le docteur Farbes, par le docteur John Ware, médecin à Boston.

Boston, 29 novembre 1846.

« J'ai trouvé à mon arrivée ici une nouvelle chose dans le monde médical, ou plutôt une application nouvelle d'une chose ancienne, qui sera, j'espère, digne de votre intérêt. C'est un nouveau moyen de rendre les malades insensibles à la douleur pendant les opérations chirurgicales, à l'aide de l'aspiration de la vapeur d'éther sulfurique. Par cette aspiration, les malades sont mis dans un état analogue à celui qui caractérise l'intoxication alcoolique ou le narcotisme produit par l'opium. Cet état continue pendant cinq ou dix minutes, et, pendant ce temps, les malades sont insensibles à la douleur. Une cuisse a été amputée, un sein extirpé, une dent arrachée sans la plus légère souffrance. Le nombre des opérations pratiquées spécialement sur les dents est considérable, et je crois que peu de personnes sont réfractaires à l'influence de ce nouvel agent.

L'effet n'est pas absolument le même chez tous les individus. — Chez quelques-uns, l'insensibilité est complète, et ils sont étrangers à tout ce qui se passe autour d'eux; chez d'autres, un certain degré de perception reste ; ils savent ce que fait l'opérateur, s'aperçoivent, par exemple, qu'il saisit la dent et l'enlève ; ils sentent le frottement de l'instrument, mais n'éprouvent aucune douleur.

Il n'y a aucun effet fâcheux subséquent à craindre de l'usage de ce moyen, aucun même aussi considérable que celui qui suit l'administration d'une dose ordinaire d'opium. Une personne m'a dit avoir éprouvé quelques sensations désagréables à la tête pendant quelque temps, et avoir été faible, languissante, abattue pendant toute la journée, mais pas davantage qu'elle ne l'était ordinairement quand elle se faisait arracher une dent. Une autre m'a dit qu'elle avait senti quelque chose d'analogue, et qu'en outre son haleine avait eu pendant vingt-quatre heures une forte odeur d'éther ; cette odeur était tellement imprégnée dans elle, qu'elle se répandait dans l'air de sa chambre au point d'être désagréable aux autres personnes.

Un de nos meilleurs opérateurs m'a dit qu'il regardait ce moyen comme spécialement applicable dans les opérations qui intéressent de larges surfaces, qui sont très-douloureuses, qui en même temps peuvent être pratiquées rapidement et n'exigent point une dissection attentive, mais que dans celles qui sont plus délicates et qui exigent un certain temps, il préférerait que les malades fussent dans leur état naturel. Je crois qu'il est impossible, dans ce moment, de déterminer les limites dans lesquelles l'application de ce moyen devra être restreinte. Il peut y avoir des objections auxquelles nous ne songeons pas actuellement, et des dangers que nous ne pouvons pas prévoir. Ce moyen promet certainement beaucoup à la chirurgie, et peut être susceptible de s'appliquer à d'autres cas pour calmer la douleur. Peut-être serait-il avantageux dans le tétanos, dans l'asthme, et dans différents cas où il existe de violentes douleurs internes qu'on suppose de nature spasmodique.

Ce moyen a d'abord été mis en usage par un dentiste, et il est surtout employé maintenant par cette classe de praticiens. Ce dentiste a pris un brevet, et a envoyé en Europe des agents qui sont chargés de lui en assurer la propriété.

Signé : John Ware.

Dans six cas, j'ai employé le moyen précédent pour prévenir la douleur dans des opérations chirurgicales, avec un plein succès et sans aucune conséquence fâcheuse.

Les auteurs de la découverte sont les docteurs Jackson et Morton.

Signé : John C. Ware.

Aussitôt que ces résultats furent connus à Paris, tous les chirurgiens des hôpitaux de cette ville s'empressèrent à l'envi d'expérimenter ce moyen si facile d'obtenir l'insensibilité, et parvinrent, avec des succès divers, à les réaliser, ainsi que nous le verrons un peu plus loin.

Ce n'était pas d'ailleurs la première fois que des essais de ce genre avaient été tentés. Les magnétiseurs avaient eu déjà la prétention de soustraire les opérés à la douleur ; mais ils n'avaient obtenu, comme toujours, que des résultats vagues, incertains, et surtout fort rares. Quelques extractions de dents, quelques autres opérations plus graves, à la vérité, leur avaient assez bien réussi ; mais, je le répète, ces cas étaient fort rares, exceptionnels, malgré de nombreuses tentatives, auxquelles se prêtaient de bonne grâce nos chirurgiens, aussi désireux que ces messieurs de soulager l'humanité. Un de mes confrères, M. le docteur Auzias-Turenne, livré spécialement à la pratique de la chirurgie, avait plusieurs fois fait appeler des magnétiseurs auxquels il confiait les malades quelque temps avant de les opérer; mais toujours leurs essais d'insensibilité avaient été infructueux.

Ce vague et cette incertitude sont d'ailleurs le caractère le plus constant de tous les phénomènes magnétiques, soit qu'on les provoque dans le but d'obtenir le sommeil et le somnambulisme, soit que l'on cherche à déterminer toute autre modification de l'organisme.

Cependant, avec de si minces résultats, les sectateurs de Mesmer se posaient en réformateurs de la science de l'homme, en bienfaiteurs de l'humanité. Dans leur enthousiasme, ils chantaient les merveilles du magnétisme qui devait, selon eux, régénérer le monde, et lançaient le sarcasme et l'injure sur la médecine.

La médecine pourrait aujourd'hui leur rendre la pareille. Mais elle dédaigne un triomphe aussi facile, elle préfère laisser dans l'oubli des injures qui ne sauraient l'atteindre et poursuivre en silence son œuvre de science et d'humanité. Laissons donc de côté le magnétisme et revenons à notre sujet.

Il est certain aujourd'hui, ainsi que le démontrent une multitude de faits, que la vapeur de l'éther, respirée pendant un certain temps, variable, suivant les individus, de 2 à 15 minutes environ, engourdit ou éteint complétement la sensibilité. Mais quels sont les phénomènes précurseurs, les sensations qui préludent à cette abolition du sentiment ? Par quelles transitions l'organisme passe-t-il de la plénitude de sa vie à cette espèce de mort passagère ? Je ne saurais mieux faire pour répondre à ces intéressantes questions que de rapporter ici la description des symptômes éprouvés par M. le professeur Gerdy expérimentant sur lui-même. Voici comment il s'exprime (1) :

« Je me suis soumis à des inspirations d'air chargé d'éther, au moyen d'éponges baignant dans une couche de quatre à cinq millimètres de ce fluide. Je respirais par un tube de douze millimètres de diamètre, dans un flacon à deux tubulures, d'un litre et demi de capacité. Le picotement que j'éprouvai dans la gorge et la trachée-artère me causa d'abord de la toux ; mais étant bien résolu à y résister, je triomphai promptement de ce petit obstacle. Les picotements et la toux me parurent s'apaiser sous l'influence assoupissante des aspirations éthérées.

(1) Ce rapport a été fait à l'Académie des sciences dans la séance du lundi 18 janvier.

Dès ce moment, je ressentais déjà de l'engourdissement à la tête, engourdissement avec chaleur, comme si des vapeurs alcooliques et enivrantes me montaient au cerveau. Cet engourdissement se répandit promptement partout et d'abord aux pieds et jusqu'aux orteils, puis aux jambes et en même temps aux bras, ensuite aux reins et aux organes de la génération. Il croissait rapidement à chaque aspiration, il était accompagné dans les organes sensibles d'une sensation de chaleur agréable et d'une sensation de fourmillement, de tremblottement ou de vibration semblable à celle qu'on éprouve en touchant un corps vibrant, une grosse cloche qui résonne. L'ensemble de ces deux sensations, parvenues à leur apogée, est une impression obtuse, très-agréable et remplie de volupté, une impression analogue à celle de l'ivresse, autant que j'en puis juger pour m'être quelquefois trouvé sous l'influence d'une ivresse commençante, produite par la bierre et le vin nouveau; l'engourdissement causé par l'éther est encore analogue à celui que donne l'hydrochlorate de morphine ; celui de l'opium si délicieux pour les voluptueux habitants de l'Orient doit être analogue aussi, quoiqu'il soit pour moi peu agréable par les nausées qu'il provoque. C'est cet engourdissement qui, en émoussant la sensibilité tactile générale, diminue la douleur pendant les opérations.

La vue n'a pas été sensiblement modifiée par cet engourdissement, car j'ai lu des caractères *philosophie* à une faible lumière dans un moment où j'étais fort engourdi.

L'ouïe a été plus altérée. L'audition devient de moins en moins distincte à mesure que l'ivresse augmente; elle devient de plus en plus claire et plus nette à mesure qu'elle se dissipe, de sorte qu'on croirait entendre des bruits qui s'obscurcissent parce qu'ils s'éloignent et qui s'éclaircissent ensuite parce qu'ils se rapprochent. Cependant les sons semblent d'autant plus retentissants dans les oreilles, que l'engourdissement est plus profond ; mais cette intensité ne les rend pas plus clairs.

Je me suis assuré que les sensations de l'odorat, du goût, du tact proprement dit, du chatouillement, n'étaient point paralysées par l'engourdissement général que j'éprouvais. Mais je me sentais les paupières pesantes, l'envie de dormir et surtout de m'abandonner aux charmes dont j'étais enivré.

Cependant, soit parce que ces phénomènes avaient acquis le maximum de leur développement, ce que j'ai peine à croire, soit parce que je voulais absolument m'observer jusqu'au dernier moment, je ne me laissai point aller à la tentation de m'abandonner aux séductions qui me charmaient, et je ne m'endormis pas. Je continuai donc à m'observer, et comme je venais d'examiner mes sensations, je portai mon attention sur mon intelligence. Je remarquai de suite qu'à l'exception des sensations vibratoires d'engourdissement qui rendaient mes sensations tactiles générales et la douleur obtuse; qu'à l'exception des bourdonnements d'oreilles, qui m'empêchaient de distinguer nettement ce que j'entendais, mes perceptions, mes pensées étaient très-nettes et mon intelligence parfaitement libre. Mon attention était aussi très-active, ma volonté toujours ferme, si ferme que je voulus marcher et que je marchai, en effet, pour observer ma locomotion. Je reconnus alors que la musculation est moins sûre et moins précise dans ses mouvements, à peu près comme chez une personne légèrement enivrée ou au moins étourdie par des boissons alcooliques. A l'exception de la prononciation, qui est un peu embarrassée et plus lente, les autres fonctions de l'économie animale ne m'ont pas semblé sensiblement altérées. Une personne ayant exploré mon pouls au moment de mon plus profond engourdissement, n'a pas trouvé de différence dans le nombre et la forme des battements artériels.

La même expérience répétée sur huit ou dix personnes, hommes et femmes, a donné des résultats analogues, mais non absolument semblables, surtout sous ce rapport, que quelques unes ont perdu, comme dans le sommeil, la conscience d'elles-mêmes ; que quelques autres ont offert des phénomènes de gaîté, d'obscurcissement, de vision, qui manquent chez beaucoup. »

Il résulte de cette observation si précise et si clairement analysée, que la vapeur d'éther produit une sorte d'ivresse qui, plus vive et plus rapide que l'ivresse alcoolique, n'en présente pas moins les phases ordinaires de celle-ci. Il y a d'abord une période d'excitation dans laquelle les sensations sont exaltées et perverties, puis une période d'assoupissement, de collapsus général où le sentiment s'éteint ou au moins s'émousse et s'obscurcit. C'est dans cette dernière période qu'il est opportun d'opérer.

Mais de même que l'ivresse alcoolique produit des phénomènes variables chez les divers individus, de même l'ivresse éthérée détermine des phénomènes différents, principalement dans ce que j'ai appelé la période d'excitation; tantôt c'est une gaîté extrême, tantôt une sorte d'indifférence apathique, quelquefois des accès de fureur ; mais le plus ordinairement c'est un état complexe, difficile à analyser et dont la durée d'ailleurs est assez courte. Quant à la seconde période, celle d'assoupissement, tantôt elle entraîne la perte absolue du sentiment, tantôt l'individu conserve encore la conscience de son existence malgré son insensibilité à la douleur. Dans certains cas enfin, des rêves, des hallucinations plus ou moins étranges se manifestent.

M. Malgaigne a observé qu'un certain malade qui, se trouvant sous l'influence de l'éther, entendait et comprenait parfaitement tout ce qui se faisait autour de lui, mais à qui il était impossible de manifester d'une façon quelconque ses sensations.

Quoi qu'il en soit, c'est donc une véritable ivresse que produit l'éther, mais dont les phases sont infiniment plus rapides que celle de tout autre. Cette rapidité d'action résulte de ce que l'éther, se volatilisant et entrant en ébullition à une température inférieure à celle du corps, ne peut s'y concentrer qu'à l'état de vapeur, état sous lequel les modificateurs de l'organisme manifestent le plus promptement leurs effets et sont le plus promptement aussi éliminés.

Quelques minutes suffisent ordinairement pour amener

.a cessation de l'ivresse éthérée. L'individu revient alors à lui-même, exprime d'abord une sorte d'étonnement, puis peu à peu reprend son état normal. Quelques personnes néanmoins conservent pendant un certain temps des pesanteurs de tête, des nausées, de l'agitation, du malaise; mais ces cas sont l'exception. L'ivresse éthérée, en effet, outre sa promptitude d'action, diffère encore de l'ivresse alcoolique en ce qu'elle ne cause pas ces pesanteurs d'estomac, ces défaillances, ces nausées et ces vomissements, cortége ordinaire de celle-ci.

Une question de la plus haute importance se présente ici : Quelles sont les limites auxquelles il est possible de porter sans danger l'inspiration de l'éther? Je pense qu'il convient de s'arrêter au moment où l'assoupissement commence, et qu'il ne serait pas sans danger d'aller plus loin. Jusqu'à présent, au moins, on s'en est tenu là, et aucun accident n'a eu lieu.

Des expériences ont été tentées par M. Baillarger sur des animaux, dans le but de connaître les effets de l'inspiration prolongée de l'éther. En voici les résultats :

« On peut prolonger pendant plus d'une heure l'inhalation sur des chiens de moyenne taille, en ayant soin de suspendre de temps à autre le dégagement d'éther.

Sans suspension, l'animal ne résiste pas; après quarante-cinq minutes il est mort.

A l'autopsie on ne trouve aucune trace de congestion vers le cerveau ou le poumon, aucune altération appréciable du sang.

Plus l'expérience a été longue, plus l'insensibilité a été complète. Cette insensibilité s'est produite entre quatre et six minutes.

On voit donc que l'inspiration de l'éther peut amener la mort; mais il faudrait pour cela qu'elle fût continuée pendant un temps fort long, bien au-delà de celui nécessaire pour déterminer l'insensibilité. Dans les limites où se tiennent actuellement les expérimentateurs, il n'y a aucun danger à courir. D'ailleurs, il en est ici de l'éther comme de tous les autres médicaments qui, pris à petite dose, ont une influence salutaire, tandis qu'à doses plus élevées ils peuvent entraîner la mort.

Quant aux résultats de l'éthérisation, eu égard aux suites des opérations, on n'a pas observé qu'ils fussent favorables ou contraires. La marche des phénomènes consécutifs n'a paru subir aucune modification.

Il est évident, d'après tous les phénomènes que je viens de décrire, que l'éther, absorbé par la surface pulmonaire, passe dans le sang et va par cet intermédiaire porter son action sur le système nerveux qu'il excite légèrement d'abord et qu'il stupéfie profondément ensuite. C'est la seule théorie ou plutôt la seule explication raisonnable qu'on puisse maintenant donner de ce fait.

Quoi qu'il en soit, il est aujourd'hui acquis à la science et à l'humanité que l'éther produit l'insensibilité dans la grande majorité des cas, et peut ainsi soustraire l'homme aux horribles douleurs des opérations. Voici un certain nombre d'observations qui confirment cette consolante vérité.

Un jeune homme, âgé de 24 ans environ, entra dans une maison de santé pour y subir l'amputation de la cuisse droite. M. Jobert, jugeant en effet l'opération nécessaire, pratiqua cette amputation le 19 janvier.

Bien que ce malade fût très-courageux, on voulut auparavant lui faire respirer de la vapeur d'éther afin de prévenir la douleur.

Au bout de vingt minutes, on observa chez lui une gaîté assez prononcée, puis bientôt tous les symptômes d'une ivresse avec menaces. On fut obligé de lui tenir les membres, et M. Jobert pratiqua l'amputation de la cuisse. La section de l'os opérée, on avertit le malade que tout était fini. Aussitôt il veut voir son membre coupé ; et, en le voyant, il regrette surtout de ne pouvoir à l'avenir danser comme auparavant ; mais il se flatte de ne plus avoir à souffrir d'un cor qu'il portait à ce pied.

Interrogé sur ce qu'il avait ressenti pendant l'amputation, il dit qu'il avait eu la sensation d'un coup porté sur la cuisse.

Lorsqu'on pratiqua les ligatures des vaisseaux, la sensibilité était manifestement moins émoussée que pendant l'amputation ; en effet, à chaque ligature, le malade jette un cri, et affirme n'avoir jamais souffert autant de l'opération.

— Nous devons faire remarquer qu'à cette époque on ne possédait pas encore l'appareil ingénieux de M. Charrière, auquel, en cette circonstance, on eût dû peut-être un succès plus complet.

Un Malade, âgé de 38 ans, entre à l'hôpital Saint-Louis pour se faire opérer de deux hydrocèles volumineuses ; celle du côté gauche avait environ le volume des deux poings.

Le 25 janvier, M. Jobert, avant de pratiquer l'opération,

soumet ce malade à l'inspiration de la vapeur de l'éther à l'aide du nouvel appareil de M. Charrière.

Le malade montre une volonté ferme pour que l'expérience réussisse; il fait d'amples inspirations, et l'appareil fonctionne admirablement. Aussi, au bout de trois minutes seulement, le patient est pris de loquacité et d'une gaîté plus qu'ordinaire. A ce léger état d'agitation en succède un autre moins bruyant, difficile à dépeindre, dans lequel le malade, dominé par le désir que l'opération réussisse, les yeux ouverts, le regard fixe, ne se plaignant de rien, saisit l'embouchure de l'appareil avec ses deux mains, l'applique lui-même sur la bouche et continue à inspirer les vapeurs d'éther.

Après un total de sept minutes, M. Jobert plonge le trocart dans la tunique vaginale droite, laisse écouler la sérosité qui y est contenue et injecte de la teinture iodée. Il en fait autant du côté gauche. Cela terminé, on recouvre le malade et l'on retire l'appareil.

Interrogé sur ce qui venait de se passer, le malade répond qu'on voudrait bien qu'il dît qu'il était opéré, qu'on voulait le lui faire croire, mais que c'était inutile; il était persuadé du contraire. Il affirma, du reste, qu'il n'avait aucunement souffert.

Le pouls était monté à 120-124. Un peu revenu à lui, cet homme redevint loquace, très-gai; et quand on lui dit que l'opération était faite, qu'elle était complétement terminée, il le niait encore. Enfin, pour l'en convaincre, on lui fit voir et palper ses deux bourses, qui offraient une diminution de volume telle qu'il fut bien obligé d'ajouter foi à ce qu'on lui disait. Il s'écria alors que c'était surprenant, et qu'il ne s'en était point aperçu.

On n'observa d'ailleurs, chez ce malade, ni céphalalgie, ni toux, ni nausées, ni vomissement, ni malaise.

M. Velpeau a déjà fait beaucoup d'opérations qui, presque toutes, ont réussi : en voici une entre autres très-intéressante, attendu que l'individu subissait pour la troisième fois la même opération à la Charité : l'observation en a été recueillie et rédigée par mon honorable confrère, le docteur Pajot :

Le sujet est un homme d'une constitution altérée; il porte à la région postérieure et supérieure de la cuisse gauche une tumeur de la grosseur d'une petite tête de fœtus. Ce malade a déjà été opéré deux fois; la tumeur est revenue; tout fait croire qu'il s'agit d'un cancer.

Le malade étant couché sur le ventre, les instruments

préparés, on le soumet à l'inspiration de l'éther; au bout de quatre minutes, la tête du sujet tombe sur l'oreiller ; il ne répond plus aux questions; *les membres sont dans un état de résolution complète.* L'auditoire fait silence. M. Velpeau attaque la tumeur par deux incisions ; elle est disséquée rapidement, et enlevée en moins de deux minutes ; la ligature des vaisseaux demande un peu plus de temps, le malade fait quelques mouvements ; on place l'appareil Charrière devant sa bouche ; il ne se réveille que lorsqu'on applique le pansement.

M. Velpeau lui demande alors s'il a souffert; il répond qu'il n'a rien éprouvé , qu'*il s'est senti bien aise,* et il assure qu'il a beaucoup souffert les deux premières fois qu'on a enlevé la tumeur, quoiqu'elle fût plus petite, et que cette méthode-ci *est la bonne méthode.*

Nous avons constaté, du reste , par nous-même, que pendant que le bistouri disséquait la tumeur, les muscles des membres inférieurs étaient complétement relâchés , au lieu de présenter cette contraction convulsive qui entraîne la douleur. M. H. Larrey, qui assistait à l'opération, et devant lequel nous faisions cette remarque, disait, avec beaucoup de raison, qu'indépendamment de l'absence de la douleur, on aurait peut-être dans l'inspiration de l'éther un moyen précieux pour faire cesser, dans les luxations, les violentes contractions musculaires chez les sujets robustes. En somme, le fait de la Charité est un des plus concluants qu'on ait publiés, par cette circonstance particulière dans laquelle se trouve le malade, d'avoir été opéré deux fois déjà pour la même affection.

Voici quelques autres opérations faites par M. Malgaigne, chirurgien de l'hôpital St-Louis, avec un égal succès et racontées par lui à l'académie de médecine, *séance* du 12 janvier 1847.

— M. Malgaigne annonce avoir essayé sur cinq malades le nouveau moyen indiqué par les Américains pour rendre les opérations chirurgicales non douloureuses. Voici le résumé de ces faits :

Le premier malade est un jeune homme de dix-huit ans, lequel avait un phlegmon suppuré à la partie inférieure de la jambe. On lui fit respirer de l'éther sulfurique pendant deux minutes, ce qui suffit pour le placer dans un assoupissement complet. L'abcès fut ouvert avec le bistouri; une demi-minute après il s'éveilla; il n'avait rien senti; à tel point qu'il croyait n'avoir point subi l'opération, et disait s'y résigner.

Un Italien un peu plus âgé, qui portait une tumeur du cou, dut respirer l'éther pendant cinq minutes ; après son réveil, l'opération terminée, il dit avoir eu la conscience qu'on lui enlevait sa tumeur, mais n'avoir éprouvé aucune douleur.

Le troisième malade était une jeune femme présentant aussi une tumeur du cou, et qui ne tomba dans l'assoupissement qu'au bout de dix-huit minutes. Elle ne sentit pas la première incision, mais se réveilla immédiatement après, et souffrit pendant le reste de l'opération, comme si elle n'avait point été soumise à l'inhalation éthérée.

Hier matin, un homme qui avait eu la jambe broyée par un wagon du chemin de fer dut subir l'amputation, qui lui fut faite au lieu d'élection. Il fut soumis aux vapeurs éthérées pendant dix-sept minutes. Au sortir de son état léthargique, il déclara avoir eu conscience de l'opération qu'on pratiquait sur lui, mais n'avoir pas plus souffert que si on lui avait légèrement égratigné la jambe avec la pointe d'un canif.

. . . .

Je pourrais facilement multiplier ces faits, attendu qu'ils sont aujourd'hui fort nombreux et que tous les jours, en ville et dans les hôpitaux, il s'en produit de nouveaux ;

mais je pense que ceux-ci suffisent pour mettre hors de doute cette merveilleuse efficacité de l'éther.

Je ne connais pas de spectacle d'un intérêt plus saisissant, je dirai presque plus solennel que celui d'une opération grave pratiquée sur un homme en proie au sommeil éthéré. L'auditoire qui se presse chaque jour aux cliniques chirurgicales en est vivement ému; un silence profond règne dans l'amphithéâtre, et quand l'opéré rouvre les yeux, quand il reprend conscience du monde extérieur et de lui-même, quand il témoigne sa surprise et son bonheur, je ne sais quels frémissements d'admiration parcourent l'assemblée; c'est une émotion, un enthousiasme tels, que souvent des applaudissements éclatent malgré la réserve que commande la sévérité du lieu!

J'ajouterai à ces observations, les suivantes, prises et publiées par M. Delabarre fils, chirurgien dentiste de l'hôpital des Orphelins, pour démontrer l'action de l'éther sur des enfants.

Huit enfants âgés de sept à quatorze ans, de tempéraments très-différents, ont été soumis successivement, dans l'espace d'une heure, à l'influence des vapeurs d'éther, et opérés d'extractions de dents ordinairement fort douloureuses. Ces expériences ont été faites en présence de

M. Auvity, chirurgien de l'hospice, de mes élèves et d'une nombreuse assemblée. Les mêmes phénomènes s'étant exactement reproduits chez les huit individus opérés au moyen de ce procédé, il suffira d'indiquer ceux que nous avons observés chez le premier.

Victor Duphrène, âgé de quatorze ans, fut assis sur une chaise; les narines furent comprimées par une petite pincette *ad hoc*; l'embouchure de l'instrument lui fut appliquée sur la bouche. Il aspira largement les vapeurs d'éther qui se dégageaient de l'appareil construit par M. Charrière. Il commença d'abord à tousser, aspira de nouveau, toussa encore; puis enfin, après quelques nouvelles inspirations, ses yeux devinrent fixes, ses pupilles se dilatèrent considérablement, le pouls augmenta un moment pour retomber immédiatement à son état normal, les bras devinrent pendants, la respiration était naturelle. Alors nous lui parlâmes, il ne répondit pas; nous le pinçâmes assez fortement, il ne sentit rien. La sensibilité était entièrement paralysée.

Je pus lui ouvrir la bouche sans difficulté; j'introduisis la clef avec précaution; j'enlevai une très-grosse molaire cariée, sans que le patient fît le moindre mouvement indiquant la douleur.

Il resta dans cet état d'insensibilité complète environ trois minutes; nous ouvrîmes une fenêtre, et il reprit presque aussitôt ses sens.

Il semblait sortir d'un rêve. Nous l'interrogeâmes à ce moment; il déclara n'avoir absolument aucune connaissance de ce qu'on lui avait fait.

Il se leva; il n'éprouvait ni étourdissement, ni le moindre malaise; il marchait droit, était enchanté, et parlait de manière à nous faire penser qu'il ne se ressentait en rien de l'opération qu'on venait de pratiquer sur lui.

Rien n'est moins effrayant que les opérations faites à l'aide de ce procédé; car tous nos petits opérés assistaient aux opérations les uns des autres, et se soumettaient ensuite de bonne grâce quand arrivait leur tour. Les mêmes phénomènes se sont exactement reproduits chez tous ces enfants.

Ce qui me porterait à croire, avec M. Velpeau, que les insuccès sont dus à la mauvaise construction des appareils dont on s'est servi dans l'origine, c'est qu'en rentrant chez moi, fort de mes succès, j'ai soumis de nouveau à l'influence des vapeurs d'éther, sortant du même appareil qui m'avait si bien réussi le matin et construit par M. Charrière, une des domestiques de M. le comte d'Angeville, député, qui demeure dans ma maison ; je lui ai enlevé une grosse molaire, d'autant plus solide qu'elle était adhérente. Cette personne, endormie en trois minutes, n'a encore absolument rien senti.

Cependant certaines personnes ont paru réfractaires à l'action des vapeurs éthérées ; mais cela tenait bien moins, ainsi que le fait remarquer l'auteur des observations précédentes, à la résistance physiologique de ces individus qu'à la manière défectueuse dont on s'y prenait pour expérimenter, et à la mauvaise construction des appareils employés. Il paraît néanmoins que les gens adonnés aux excès alcooliques sont beaucoup moins sensibles que les autres, ce qui se comprend aisément. Occupons-nous maintenant des appareils à l'aide desquels on opère l'inspiration de la vapeur d'éther.

APPAREILS A ÉTHÉRISATION.

Ces instruments, depuis le modèle primitif créé en Amérique et celui venu de Londres, muni des doubles soupapes indépendantes de M. Robinson, ont subi déjà un grand nombre de modifications. Mon intention n'étant pas d'entrer dans les détails de toutes ces modifications, je me bornerai à indiquer ici l'appareil que l'on emploie le plus communément aujourd'hui, celui de M. Charrière, fabricant d'instruments de chirurgie, rue de l'École-de-Médecine, 6. En voici le dessin et la description.

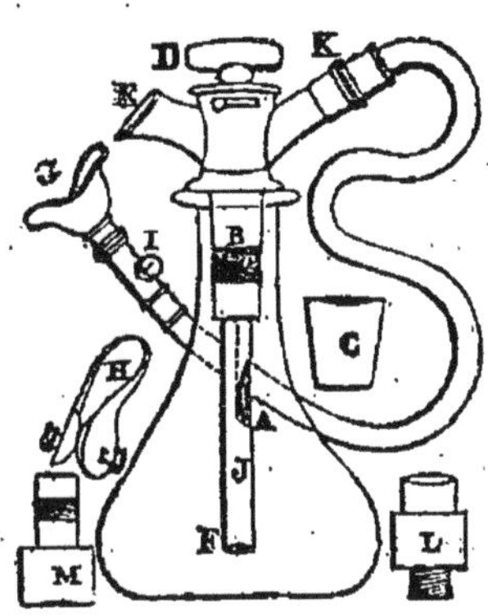

A. Réservoir en cristal ou en verre.

B. Partie de l'appareil qui entre dans le goulot du réservoir, soit rodé dans le cristal, soit en le garnissant de fil ciré ou de peau placée dans l'échancrure qui s'y trouve pratiquée.

C. Bouchon percé d'un trou dans lequel on peut placer l'appareil sur un simple flacon ou carafe.

D. Robinet à triple effet, avec une seule clé, établie pour

centraliser sur un seul point les trois actions suivantes : 1° aspiration d'air pur; 2° introduction d'air pur dans le réservoir; 3° aspiration d'air saturé d'éther. Cette triple action a pour effet de graduer la proportion de vapeur d'éther mélangée à l'air atmosphérique, afin d'éviter la toux et la suffocation qu'entraîne quelquefois l'inspiration immédiate d'un air entièrement saturé de vapeurs éthérées.

E. Entonnoir pour verser l'éther, et par lequel s'introduit l'air atmosphérique, le robinet étant ouvert.

F. Tube plongeur qui conduit l'air atmosphérique à la partie inférieure du réservoir, d'où il remonte saturé d'éther, et exécute son départ par l'ouverture pratiquée à la partie médiane du tube.

G. Embouchure portant deux soupapes, celle intérieure s'ouvre en aspirant avec la bouche, et permet l'introduction de l'air saturé d'éther, dans les poumons.

Celle extérieure J permet l'expiration ; cette dernière soupape doit être placée à la partie supérieure, car du côté opposé elle fonctionne moins bien.

H. Pince à pression continue qui se place sur le nez pour empêcher l'inspiration par cet organe.

K. Assemblage du tuyau élastique avec l'appareil.

L. Barillet contenant des rondelles de toile métallique ou de tubes capillaires, principe de la lampe de Davy. J'ai proposé cette application à l'appareil, pour que l'on puisse opérer sans danger, auprès d'une lumière ou auprès de tout corps enflammé, et pour satisfaire aux objections qui ont été faites sur les accidents qui pourraient survenir par l'explosion.

M. Deuxième barillet, semblable au précédent ; l'un et l'autre sont dépendants et indépendants de l'appareil, à volonté.

Celui L se monte à frottement sur l'ouverture E.

Celui M se monte à vis à l'assemblage du tuyau élastique avec l'appareil K (1).

Une des causes qui ont dû contribuer aux quelques insuccès de l'éther, c'est la faculté avec laquelle ce liquide s'altère au contact de l'air. On doit donc, pour éviter cet inconvénient, le renouveler fréquemment dans l'appareil.

(1) Le prix de cet appareil avec garniture en étain est de 20 à 23 fr. ; avec garniture en argent, de 80 à 85 fr.

APPLICATIONS MÉDICALES

DES INSPIRATIONS ÉTHÉRÉES.

Ce n'est pas chose nouvelle que l'emploi de l'éther en médecine. Mais jusqu'à présent les effets qu'on en avait obtenus étaient fort restreints, ce qui tenait sans doute à l'insuffisance des doses auxquelles on l'administrait.

Depuis longtemps déjà tous les bons observateurs ont reconnu que *le système nerveux joue le plus grand rôle dans la production et dans la marche de toutes nos maladies*. C'est là une vérité qu'on ne saurait, selon moi, contester et que j'espère d'ailleurs mettre bientôt hors de doute. On comprend donc que les médicaments les plus puissants doivent être et sont en effet les modificateurs du système nerveux, soit qu'ils *excitent*, soit qu'ils *apaisent*, soit qu'ils *régularisent* l'action de ce système :

Or, un modificateur aussi énergique que l'inspiration éthérée doit nécessairement exercer une grande influence sur la marche de nos maladies ; et la médecine ne saurait rester inactive en présence de cette découverte.

Soustraire l'homme à la douleur que produit une opération chirurgicale, c'est sans doute un grand et magnifique résultat; mais le guérir de maladies qui le tourmentent ou menacent son existence, serait un résultat plus beau et plus grand encore.

Eh bien! ce résultat peut être atteint, j'en suis convaincu, par l'inspiration éthérée sagement conduite, pour la plupart des affections dites nerveuses et rhumatismales, et pour plusieurs maladies de poitrine.

Déjà un assez grand nombre de faits, dont quelques uns me sont personnels et les autres appartiennent à plusieurs de mes honorables confrères, témoignent en faveur de cette assertion.

C'est ainsi que M. Bouvier a pu guérir dernièrement une colique saturnine très-grave et très-douloureuse, par la seule inspiration éthérée ; que plusieurs cas de névralgies rebelles à tout autre moyen ont dû céder à celui-ci, et que moi-même j'ai pu triompher de trois accès d'asthme et de quelques autres affections pulmonaires par l'inspiration graduée de la vapeur d'éther.

Mais il en est de l'inspiration de la vapeur d'éther comme de tous les autres médicaments; son succès dépendra toujours de l'opportunité de son application et de son mode d'administration. Car, ainsi que je l'ai dit ailleurs, il n'existe et ne saurait exister de panacée, de remède unique à tous les maux.

Tantôt les inspirations éthérées pourront guérir seules ainsi qu'on en a déjà plusieurs exemples, tantôt elles ne devront servir que pour venir en aide à d'autres médications; dans beaucoup de cas enfin leur emploi sera contre-indiqué.

C'est à la prudence et à la sagacité du médecin qu'il appartiendra de juger de l'opportunité de cette nouvelle médication, ainsi que du degré auquel, dans chaque cas particulier, elle devra être portée.

Il est malheureusement à craindre que des personnes ignorantes ne s'emparent de ce moyen dans un but de spéculation, et qu'alors l'abus et le danger ne soient à côté du bienfait.

Quoi qu'il en soit, l'inspiration éthérée, comme il était facile de le prévoir, a été déjà vivement attaquée. A ces attaques, je ne répondrai que ces mots :

La vaccine — et c'est là une triste page dans l'histoire des sciences — a été ridiculisée, blâmée, proscrite par la société royale de Londres.

Qui eut raison de la vaccine ou de la société Royale ?

Au moment de mettre sous presse, nous lisons dans le compte rendu de la dernière séance de l'Académie de médecine une observation extrêmement curieuse, rapportée par M. le professeur Gerdy. Nous croyons devoir la faire connaître à nos lecteurs.

Il s'agit de l'extirpation d'un polype des fosses nasales, faite sans douleur, le malade ayant pleine connaissance de lui-même et de ce qui se passait autour de lui.

Après cinq minutes d'inspiration, dit M. Gerdy, le malade a été pris d'un délire loquace, puis larmoyant, sans diminution de sensibilité. Ce n'est qu'au bout de dix minutes que l'on s'aperçut, en le piquant au front, que la sensibilité était anéantie ; les yeux étaient fixes, il vit prendre les pinces et s'aperçut de leur emploi ; à sept ou huit reprises, le polype fut saisi et déchiré ; l'opération a duré un quart d'heure ; pendant ce temps le malade resta impassible, éveillé, faisant tout ce qu'on lui disait ; il ne ressentait rien. Il me semblait, dit M. Gerdy, que j'opérais sur un cadavre. Les suites de cette opération ont été des plus favorables.

Il est à regretter que M. P. Dubois qui devait, dans cette

séance, prendre la parole pour une communication relative à l'inhalation de l'éther dans quelques cas d'accouchement, n'ait pu le faire, à cause de l'heure trop avancée. On sait déjà néanmoins que cette inhalation peut rendre de grands services dans les cas d'accouchements laborieux, où l'intervention du forceps est nécessaire. Plusieurs opérations de ce genre ont été faites, et chaque fois les femmes ont pu être affranchies de la douleur qui les accompagne.

OUVRAGES

DU DOCTEUR ED. LANGLEBERT.

En vente chez **ALFRED BOUCHARD**, libraire,
Rue Racine, 1,

Et chez l'Auteur, rue St-André-des-Arts, 25.

Traité d'analyse chimique, 1 volume in-8°, 1840. Chez Béchet, libraire, rue de Sorbonne, 14.

Replique a M. raspail, Brochure in-8°, 1846. Chez Bouchard, libraire, rue Racine, 1.

Guide pratique de l'Étudiant en Médecine, volume in-18, 1847. Chez Bouchard, rue Racine, 1.

Sous presse :

Traité théorique et pratique des maladies vénériennes.

Nouvel examen des doctrines médicales.

Imp. de E. Bautruche, de la Harpe, 90